DE L'ORIGINE

DES

FONTENES

DE POVGVES

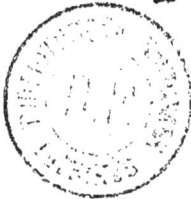
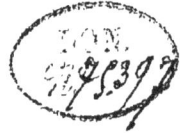

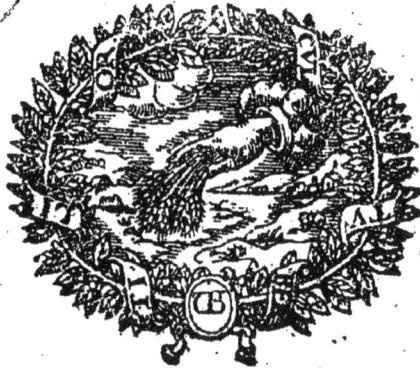

A PARIS,

MDCCCXCII

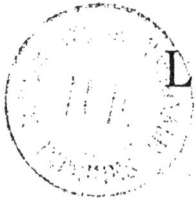

LA SOURCE

SAINT-LÉGER

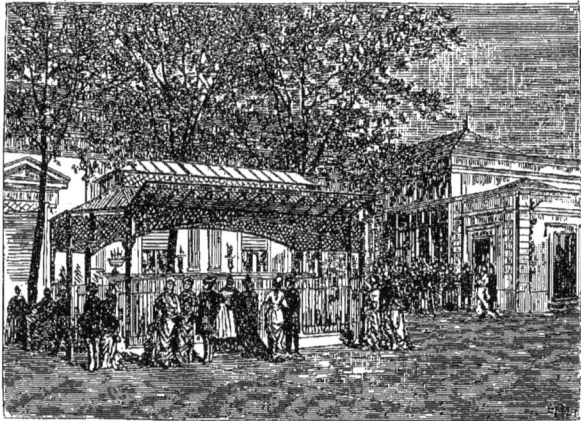

LA BUVETTE SAINT-LÉGER, A POUGUES.

ÉDIT DU ROI LOUIS XIII
(26 AOUT 1632)

Par ordre du Roy, commandons à BOUVARD, surintendant général des Eaux minérales de France, de faire transporter l'Eau de la Source **SAINT-LÉGER** en bouteilles cachetées de cire.

AUTORISATION D'EXPLOITATION
LETTRE PATENTE DE LOUIS XIV, 1670

ARRÊT DU CONSEIL DU ROI LOUIS XV
(26 FÉVRIER 1745)

« Le transport des Eaux de la Source **SAINT-LÉGER** doit se faire dans des bouteilles de verre, double de pinte, mesure de Paris, les bouteilles coéffées, bien ficellées, sont cachetées des armes du Roi et du cachet ordinaire du médecin intendant. »

DÉCLARATION D'INTÉRÊT PUBLIC
(DÉCRET DU 4 AOUT 1860)

EXPOSITIONS UNIVERSELLES
1878-1889

SAINT-LÉGER est la seule classée **HORS CONCOURS**

PÉRIMÈTRE DE PROTECTION
(DÉCRET DU 18 JUIN 1890)

EXTENSION DU PÉRIMÈTRE DE PROTECTION
(DÉCRET DU 30 JUIN 1892)

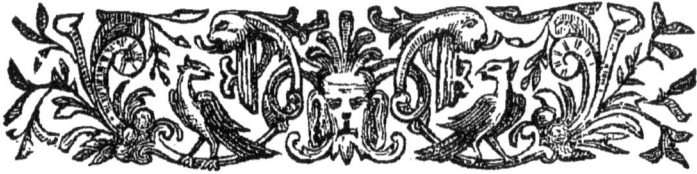

ᴇs Sources froides de **SAINCT-LÉGER**
sont les premières potables médicamenteuses
qui ont pris nom et réputation de nostre
temps, en France pour la santé contre les
» maladies; aussi ay-je jugé estre raisonnable d'en
» traicter avant toutes. Et tout ainsi que je les ay posées
» le chef et modelle de celles de pareille qualité en ce
» royaume; aussi ne leur dois-je non plus desrober la
» réputation d'estre autant advantageuses, en commo-
» dité d'abbord pour toutes parties presque de la France,
» comme en aysance de logis, et rapport de toute sorte
» d'adjencements pour la nourriture, entretien et secours
» qu'on peut souhaitter en la vie notamment en estat de
» maladie. »

Ainsi parle **Jean Banc** « Docteur en médecine de
Molins en Bourbonnois » dans son curieux ouvrage inti-
tulé : « *La mémoire renouvellée des merveilles des Eaux
naturelles* », et publié à Paris, « chez Pierre Sevestre,
imprimeur, demeurant au carrefour Saincte-Geneviefve »,
en 1605.

Vingt ans auparavant, vers 1583 ou 1584, le sieur **Pigray**, chirurgien du Roy, et « homme autant capable en sa profession que l'on cognoisse en le royaume », dit un auteur de l'époque, avait écrit spécialement sur l'examen et la recherche des Sources de *Pougues*, au chapitre XX du dixième livre de sa chirurgie, « parce qu'il estoit de compagnie avec le sieur **Myron** par le commandement du Roy. »

Enfin, **Pidoux**, médecin de Poitiers, « personnage de rare doctrine et condition fort recommandée », et **Du Fouilhoux**, médecin de Nevers « homme docte et fort expérimenté », traitèrent particulièrement de l'Eau de la Source **SAINT-LÉGER** (1592).

En 1597, le docteur **Raimond de Massac**, doyen de la Faculté d'Orléans, célébrait en latin (1) la gloire des Eaux de *Pougues*.

Dès le xvie siècle, la Source **SAINT-LÉGER** jouissait donc d'une brillante réputation, et sa valeur thérapeutique avait vivement frappé les médecins les plus renommés de l'époque. Et bien que **Jean Banc** avoue « qu'il ne ha point appris des habitans du lieu que leurs anciennes Sources susdites ayent des autheurs nommez de leur vieille descouverture et adjencement », il est à peu près certain que leur usage était bien longtemps avant lui répandu dans le pays (2).

(1) *Pugeæ seu de lymphis pugeacis libri duo.* Traduction de cet ouvrage en vers français, par Charles de Massac, en 1605.

(2) Raulin pense que les Eaux minérales de Pougues avaient de la célébrité dans les temps les plus éloignés, puisque, dans le xve siècle, le peuple les avait en vénération.

C'est pour les fontaines de *Pougues* que J. Bougeant, sieur de Cheveruë avait écrit, vers 1605, une curieuse pièce de vers, dont voici un passage :

> De nos communs excez la nature lassée
> Dans ces lis grivelez trouve sa Panacée ;
> Les membres my-pourris reverdissent encor ;
> L'hydropique altéré reçoit de l'allégence ;
> Et le froid catharreux est tiré de souffrance
> Aussi-tost qu'il descend en ces piscines d'or.

C'est certainement à J. Pidoux que l'on doit l'enchambrement ou captage des puisards (Sources) de *Pougues* qui eut lieu au début du xviie siècle, comme en témoigne une inscription gravée sur une plaque de plomb trouvée récemment au griffon de la Source SAINT-LÉGER (novembre 1891) et dont nous donnons ici le *fac-simile*.

Aujourd'hui SAINT-LÉGER n'a rien à envier au passé, elle n'a rien perdu de son antique renommée. Les écrits des Bourbonnais, des Brisson, des Strobelberger, des Pierre Hubert, des Flament, des Courrade, des Claude Maréchal, des Le Gèvre, des Duclos, des Pannereau, etc., au xviie siècle ; des Delarue, des Raulin, des Costel, des Le Roy, des Hassenfratz, etc., au xviiie siècle, et, plus près de nous, de la plupart de nos grandes célébrités médicales modernes : les Andral, les Velpeau, les Trousseau, les Germain Sée, les Gallard, les Proust, les Jules Simon, les Lecorché, les Gubler, les Guyon, les Dieulafoy, les Durand-Fardel, les Dujardin-Beaumetz, les Labadie-Lagrave, les Grancher, les Jaccoud, les Potain, les Bouchard, les Constantin Paul, les Hayem, les Huchard, les Peter, les Debove, etc., etc., ont toujours été unanimes à louer les propriétés thérapeutiques précieuses de la Source **SAINT-LÉGER**, qui, depuis quatre siècles, a porté sous toutes les latitudes la bonne renommée de *Pougues*.

« La fontaine des Eaux minérales, écrivait **Raulin** en
» 1769, est située dans une prairie, à 400 pas du bourg
» et à 600 de la plus haute montagne des environs. Elle
» est entourée d'un quarré de muraille de 25 à 30 pieds
» de circonférence. Le puits qui contient les Eaux est bâti
» en pierre de taille; il a 3 pieds de diamètre et plus de 20
» de profondeur. On a placé vers le milieu une table en
» fer fondu, où l'on a pratiqué une ouverture d'environ
» un pied de diamètre, par où ces Eaux s'élèvent avec im-
» pétuosité. Cette Source est très abondante ; ses Eaux
» coulent également dans tous les temps de l'année. Le
» mur qui environne la fontaine existoit, tel qu'il est
» aujourd'hui, au commencement du xvɪᵉ siècle. Il y
» avait alors dans son enceinte deux fontaines qui n'é-
» toient qu'à un pied de distance l'une de l'autre. Celle
» qui était à la droite du bourg s'appeloit **Saint-Léger**,
» du nom même du bourg nommé anciennement **Saint-**
» **Léger de Pougues**. Les habitans du pays y fai-
» soient des neuvaines en l'honneur de ce saint ; ils bu-
» voient quelques verres tous les matins pendant neuf
» jours pour guérir l'hydropisie, les maladies de la peau,
» les dartres, etc. La fontaine à gauche s'appeloit **Saint-**
» **Marcel**. Elle s'est insensiblement réunie à la pre-
» mière, de sorte que, depuis longtemps, elles n'en font
» qu'une. »

LAN·MIL·SIX·CENS·ET·DIX·REGANT
HENRY·4·ROY·DE·FRANCE·ET·DE·
NAVARRE·CHARLESGONSAGVE·
DE·CLEVES·DVC·DE·NIVERNOIS·
CES·FONTAINES·TRESANCIENNES
QVI·PAR·LA·LONGVEVR·ET·INIVRE
DV·TEMPS·ESTOIENT·CORROMPVES
ONT·ESTE·RESTABLIES·PAR·LE·
SOIN·ET·SOLLICITVDE·DV·
SIEVR·DES·CVRES·MARESCHAL
DES·ARMEES·DV·ROY
VINCENT·BOVZITAT·COMMIS·DV·
SIEVR·DECVRE

FAC-SIMILE D'UNE PLAQUE TROUVÉE LE 2 NOVEMBRE 1891 AU GRIFFON
DE LA SOURCE SAINT-LÉGER A POUGUES.

Les chimistes du XVIIe siècle regardaient le sel qu'ils tiraient des Eaux de *Pougues* comme un vrai nitre, semblable au *natrum* des anciens ; d'autres les classaient comme ferrugineuses, vitriolées, nitreuses et sulfureuses.

Costel, apothicaire de Paris, y avait constaté : 1° un principe volatil qui n'est autre chose qu'un air semblable à celui que nous respirons ; et une saveur légèrement piquante « ne provenant que de l'activité du ressort de cet élément, qui se développe avec force pour se dégager de l'espèce de combinaison qu'il a contractée avec ce fluide » ; 2° une terre abondante et du fer, en dissolution par eux-mêmes, indépendamment d'aucune matière saline ; 3° un sel marin, avec surabondance d'alcali minéral.

Duclos, médecin du roi et de l'Académie des sciences, qui les avait analysées en 1670-1671, disait que les Eaux de Pougues ont les qualités du vrai nitre, entendant par nitre, le *natrum* des anciens ou l'alcali minéral. Les procédés d'analyse assez incomplets alors n'avaient pas permis à Duclos de reconnaître ce sel marin, et Raulin donne pour raison que « le sel marin cristallisant le dernier, se trouve confondu dans les cristaux de l'alcali minéral, si les évaporations de l'eau ne sont pas conduites avec précaution (1) ».

Pidoux (1584) les tenait pour vitrioleuses et sulfurées ; de Massac maintenait y « avoir recogneu, par conjecture, du fer ». Petit déclarait qu'elles étaient vitrioleuses, nitreuses, terrestres, férrées et sulfurées. Et La Framboisière disait, dans son *Gouvernement nécessaire à chacun*

---

(1) Les renseignements qui précèdent sont empruntés aux intéressantes *Études bibliographiques et critiques sur les Eaux de Pougues*, publiées de 1879 à 1881 par M. le Dr JANICOT.

pour vivre longuement (1608), que « il est probable que ces fontaines soient pareillement ferrugineuses, attendu qu'il y a force mines de fer aux environs, et qu'elles approchent fort du goust de l'eau où mareschauds esteindent le fer chaud. »

Après **Duclos** et **Raulin**, mentionnons encore l'analyse de **Hassenfratz** en 1789.

De nombreuses analyses, toutes entreprises par des chimistes éminents, furent faites depuis, entre autres, pour ne citer que les plus modernes, celles de **MM. Boullay** et **O. Henry**, en 1853; celle de **M. Mialhe** (1863), qui annonça que *ces Eaux renfermaient de l'iode;* celle de **M. Moissenet,** directeur du bureau des Essais à l'École des Mines (1874), et enfin les dernières, celles de **M. Carnot,** à l'École des Mines de Paris (1884). (1).

ANALYSE DE L'EAU DE LA SOURCE **SAINT-LÉGER**

Par **M. Carnot,** *ingénieur des Mines, directeur du bureau des Essais :*

	Grammes.
Résidu fixe par litre............................	2.4800
On a dosé par litre d'eau :	
Acide carbonique { libre......................	2.1178
des bicarbonates............	1.8122
des carbonates neutres.......	»
Acide chlorhydrique............................	0.1322
Acide sulfurique...............................	0.0996
Silice...	0.0340
Oxyde de fer..................................	0.0027
Chaux...	0.6620
Magnésie......................................	0.1261
Potasse.......................................	0.0327
Soude...	0.5123
Matières organiques...........................	0.0023
Lithine.......................................	0.0090
Total............	5.5431

(1) Voir la savante *Étude chimique, physiologique et thérapeutique sur les Eaux de la source Saint-Léger,* publiée en 1890 par M. le Dʳ Bovet.

Examinée à la Source, l'Eau de **SAINT-LÉGER** est limpide, incolore, sans odeur, et ne donne au toucher aucune sensation particulière.

- D'une saveur aigrelette, elle est par cela même très agréable à boire.

- Sa température, après quatre observations, a été de 12°50, celle de l'atmosphère étant de 23°.

De l'exposé de notre tableau analytique, il ressort que l'Eau minérale de **SAINT-LÉGER** est remarquable par la proportion [élevée d'*acide carbonique* et de *bicarbonates de chaux*, *soude*, *fer* et *manganèse* qu'elle contient.

D'après l'analyse systématique, c'est-à-dire par combinaison hypothétique, le *bicarbonate de chaux seul entrerait pour 1 gr. 8648* dans la composition de cette Eau minérale qui renferme, en outre des autres éléments mentionnés plus haut, *magnésie, fer, etc.*, une quantité parfaitement pondérable de *lithine, soit 0 gr. 0072 par litre.*

« *Ces Eaux*, comme l'a dit **M. Mialhe** dans son rapport à l'Académie, *doivent donc occuper une place spéciale dans la classe des Eaux bicarbonatées, calciques, magnésiennes, ferrugineuses iodées* » et nous ajouterons *lithino-arséniées.*

Applications de l'Eau de la Source **SAINT-LÉGER**

L'Eau de la source **SAINT-LÉGER** est employée en boisson où sur place à l'Établissement thermal de *Pougues.*

Ses propriétés médicales déjà reconnues et appréciées

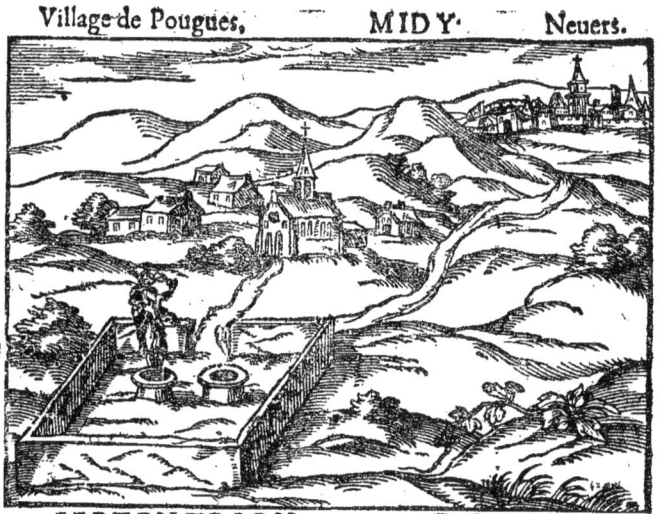

Village de Pougues. MIDY· Neuers.

ORIENT.

F. de S. Leger.

Omnes sitientes venite ad aquas.
Isa. chap. 55.

OCCIDENT.

SEPTENTRION. F. de S. Marcel.

LES FONTAINES DE POUGUES EN 1609 (FAC-SIMILE D'UNE GRAVURE DU TEMPS).

par les auteurs des xvie et xviie siècles, que nous avons cités plus haut, reçoivent son application et expliquent son efficacité dans un certain nombre de maladies bien déterminées qui sont :

La *plupart des maladies de l'estomac et du foie*, à l'exception du cancer de ces deux organes ;

Les *diverses variétés de la dyspepsie* et tous les *troubles fonctionnels des voies digestives ;*

Les *maladies des reins et de la vessie*, telles que la *gravelle*, la *pyélite* et la *pyélo-néphrite*, la *cystite chronique* avec *catarrhe vésical ;*

Les *maladies de la matrice*, et surtout la *métrite chronique* dans ses diverses formes, et les inflammations subaiguës et chroniques, tant des ovaires que des organes génitaux internes;

Et, comme se rattachant à la diathèse urique, la *goutte* et le *diabète sucré* ou *glycosurie*.

Grâce au fer qu'elles renferment et à leur action favorable sur les voies digestives, les Eaux de la source **SAINT-LÉGER** sont également utiles dans le traitement de la *chlorose*, des *anémies* essentielles ou survenues à la suite de maladies graves dont la convalescence est longue et difficile, de *certaines cachexies*, surtout de la *cachexie paludéenne* consécutive à la fièvre intermittente.

L'Eau de la source **SAINT-LÉGER** porte une douce excitation sur la muqueuse stomacale : grâce à la modification qu'elle fait subir à cette muqueuse, ainsi qu'à celle du tube digestif, *elle est souveraine dans le traitement des affections de l'estomac et des intestins*. Elle combat aussi très efficacement les états morbides et *l'alanguissement de toutes les fonctions*.

Nous avons rappelé l'ordonnance de 1584, prescrivant des recherches sur ces Eaux, citons encore :

L'édit de Louis XIII (26 août 1632), aux termes duquel le Surintendant général des Eaux minérales de France avait l'ordre de « faire transporter les Eaux de la Source » **SAINT-LÉGER** en bouteilles cachetées de cire » rouge, afin que ces eaux estant portées fidèlement, les » malades puissent jouir des dons et grâces espéciales » que Dieu leur a desparties » ;

La lettre patente donnée en 1670, Louis XIV AUTORISANT L'EXPLOITATION de la Source **SAINT-LÉGER**;

Le décret du 4 août 1860 la déclarant d'INTÉRÊT PUBLIC;

Le décret du 18 juin 1890, attribuant à la source **SAINT-LÉGER** un PÉRIMÈTRE DE PROTECTION ;

Aux Expositions de 1878 et 1889, elle a été la seule classée **hors concours.**

Enfin, un décret du 30 juin 1892 a notablement étendu le PÉRIMÈTRE DE PROTECTION de la source **SAINT-LÉGER.**

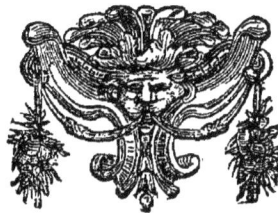

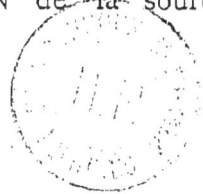

Clermont-Ferrand, typographie et lithographie G. Mont-Louis.

CLERMONT-FERRAND, TYP. ET LITH. G. MONT-LOUIS.